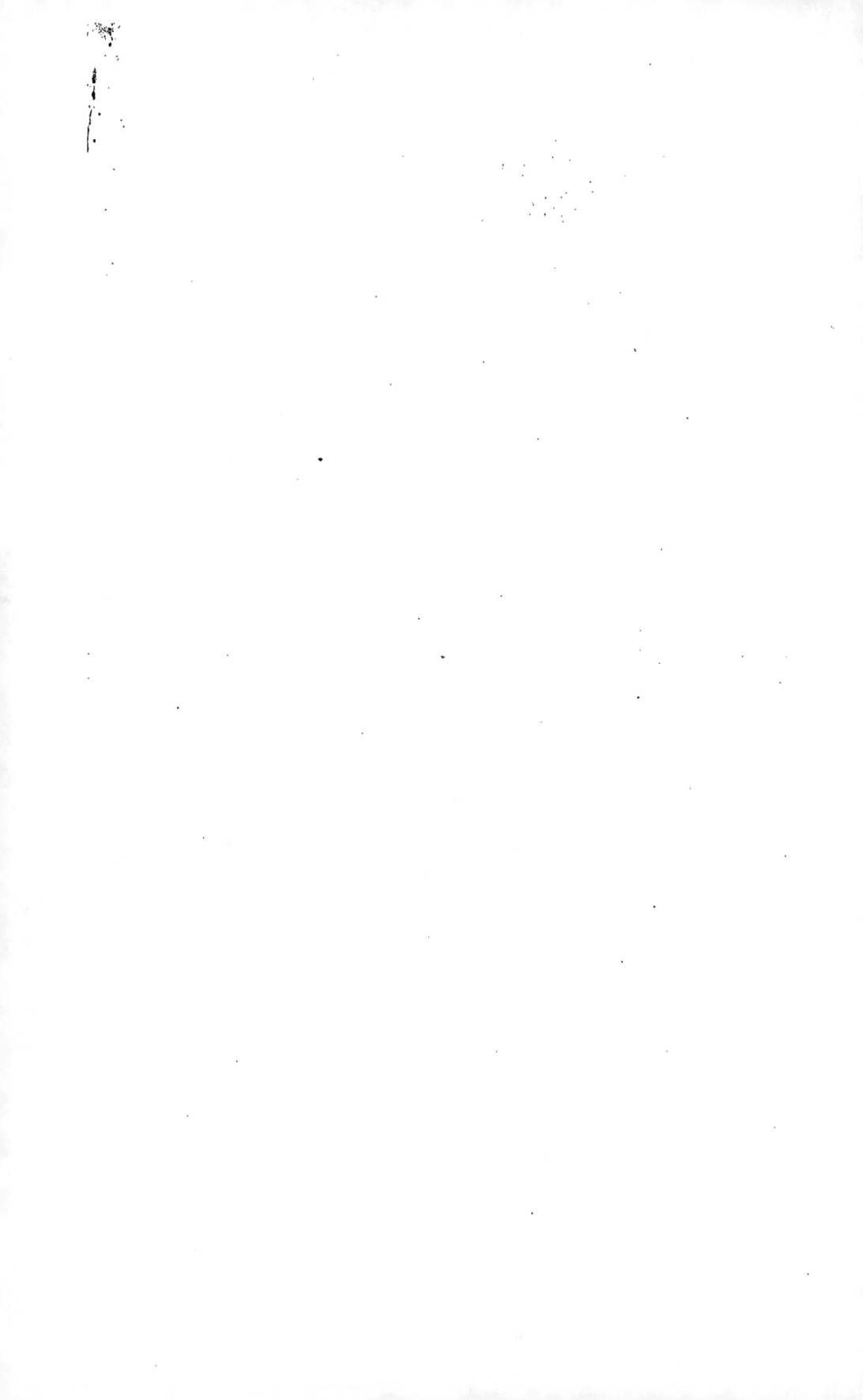

CONTRIBUTION

A L'ÉTUDE DE L'ARTHRITIS

DU TRAITEMENT THERMAL

DE

L'ARTHRITIS

A L'HOSPICE D'AIX (Savoie)

PAR

M. LE D' VIDAL

Médecin aux Eaux d'Aix
Ancien médecin-inspecteur de l'établissement thermal
Chevalier de la Légion d'honneur
Lauréat de l'Académie de médecine de Paris
Membre correspondant de la Société d'hydrologie médicale de Paris
Des Sociétés de médecine de Lyon, Marseille, Genève, Chambéry, etc.
Membre de la Société d'Emulation de l'Ain

BOURG

IMPRIMERIE AUTHIER ET BARBIER

—

1880

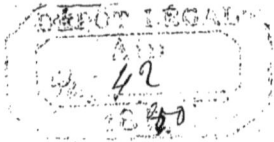

DU TRAITEMENT THERMAL

DE

L'ARTHRITIS

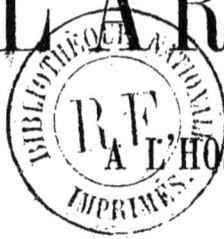

A L'HOSPICE D'AIX (SAVOIE)

PAR

M. LE Dʳ VIDAL

Médecin aux Eaux d'Aix
Ancien médecin-inspecteur de l'établissement thermal
Chevalier de la Légion d'honneur
Membre de la Société d'hydrologie médicale de Paris
Des Sociétés de médecine de Lyon, Marseille, Genève, Chambéry, etc.
Membre correspondant de la Société d'Émulation de l'Ain.

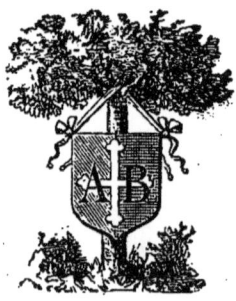

BOURG

IMPRIMERIE AUTHIER ET BARBIER

—

1880

CONTRIBUTION

A L'ÉTUDE DE L'ARTHRITIS

DU

TRAITEMENT THERMAL DE L'ARTHRITIS

A L'HOSPICE D'AIX

La *Société d'hydrologie* médicale de Paris a porté à son ordre du jour, dans la session de 1878-79, l'étude de l'arthritis, sa nature et ses formes.

Cette question, qui occupe une si grande place dans l'étiologie des maladies chroniques, et qui renferme, à elle seule, comme on l'a dit, plus de la moitié de la pathologie, puisqu'elle touche aux diathèses rhumatismale, goutteuse, herpétique, scrophuleuses, avait déjà été l'objet de savantes discussions dans la session de 1859-60. La *Société d'hydrologie* s'était déjà livrée à cette époque à une étude approfondie de l'arthritis sous le titre : *Du traitement du rhumatisme par les eaux minérales.*

Nul n'a perdu le souvenir des mémorables débats auxquels ont pris une si grande part notre maître et ami, M. Pidoux, MM. Durand-Fardel, Allard, Gerdy, Verjon, Dumoulin, Lambron.

On a retrouvé en 1878-79 MM. Pidoux et Durand-Fardel aussi inébranlables dans leurs opinions qu'il y a vingt ans.

La doctrine de M. Durand-Fardel a été acceptée par M. Grimaud, de Barréges, mais MM. Dujardin-Beaumetz, Tillot,

Constantin Paul, sont venus apporter l'autorité de leur opinion à la doctrine de M. Pidoux, pour affirmer que l'arthritis est une diathèse, une maladie héréditaire, générale constitutionnelle, imprimant son cachet à une foule d'affections morbides articulaires, musculaires, viscérales, qu'il y a entité entre la goutte et le rhumatisme, que ces deux maladies ont une communauté d'origine.

M. Durand-Fardel, qui se fonde sur la présence de l'urate de soude trouvé dans le sang, considère le rhumatisme comme une maladie banale, sans originalité, sans matière; une maladie dynamique, frappant indistinctement tous les organismes affaiblis, et ne répondant à aucune indication thérapeutique dominante, et la goutte, comme une idiosyncrasie spéciale avec produit morbide fixe: l'urate de soude; elle constitue donc une maladie entièrement différente du rhumatisme.

Cette distinction, entre la goutte et le rhumatisme, qui est sensible quand il s'agit seulement de l'arthrite rhumatismale ou goutteuse, ne l'est plus autant lorsqu'il s'agit des transformations de la diathèse, de la variété et de la succession des formes morbides, si nombreuses, si indécises du rhumatisme et de la goutte.

La science moderne, la chimie pourtant si progressive, feront entièrement défaut à l'école de M. Durand-Fardel quand il s'agira de ces types intermédiaires, auxquels M. Pidoux a donné le nom de métis et qui peuplent les eaux minérales. Le maître n'a-t-il pas lui-même loyalement exprimé son embarras en face de certaines tuméfactions ou déformations articulaires?

La sciatique, les migraines, l'asthme, les gastralgies, les varices, les hémorrhoïdes, le vertige, certaines dermatoses, qui ont été classées par M. Noël Gueneau-de-Mussy au nombre des maladies goutteuses, suivent-elles la thérapeutique des maladies goutteuses ou celle des maladies rhumatismales, auxquelles elles appartiennent souvent aussi. Ici, le doute et l'hésitation iront croissant, car le praticien le plus éclairé ne trouvera pas la preuve sensible qu'il cherche de l'existence de la goutte dans les sécrétions des malades. Il sera réduit à traiter l'affection au lieu de traiter la maladie. La recherche de l'hérédité, des maladies antérieures, des habitudes hygiéniques et de la constitution exacte des malades aideront, au contraire, à classer ces maladies et à leur appliquer une thérapeutique rationnelle et générale, comme on l'emploie si utilement aux eaux minérales, et dont les effets sont infiniment supérieurs à ceux des traitements locaux.

Il ressort donc de ces grands et intéressants débats, que c'est à la clinique que nous devons demander les traits caractéristiques des affections arthritiques rhumatismales et goutteuses, et non pas seulement à l'anatomie pathologique et à la chimie pathologique, comme le pensent avec M. Garrod, la savante école de la Salpêtrière et M. Durand-Fardel.

Le procédé ingénieux de M. Garrod, pour révéler la présence de l'acide urique dans le sang ne s'applique en effet qu'aux vrais goutteux ; mais, quand il s'agit des formes intermédiaires et indécises que je viens de signaler, quand il s'agit de toutes les variétés de l'arthritisme viscéral, du rhumatisme musculaire et fibreux, qui offre souvent tant de ressemblances avec la goutte chronique asthénique, l'examen des sécrétions cutanées provoquées par les révulsifs restera tout-à-fait insuffisant. Il en sera de même de celui des autres sécrétions. On ne peut pas dire où commence l'uricémie et quelle proportion au juste on doit lui assigner pour reconnaître à l'acide urique un caractère pathologique.

Pendant que la chimie pathologique cherche la solution de ce grand problème, les diathèses nous sont dévoilées chaque jour par l'observation et par la clinique, comme le dit avec vérité le secrétaire général de la *Société d'hydrologie*, M. Leudet, dans le résumé si complet et si plein d'intérêt qu'il nous a donné de la dernière session. (p. 24, t. 25)

« Si la clinique, ajoute-t-il, ne nous permet pas de pénétrer l'essence des diathèses, elle nous les montre à l'œuvre et nous fait voir les directions multiples, les évolutions qu'elles impriment aux affections organiques ou fonctionnelles. Ces directions multiples et ces transformations sont des faits réels, enregistrés par l'observation. Il faut donc peser ces faits, les cataloguer, les classer, non seulement pour découvrir le lien qui les unit, mais encore pour prouver la loi qui préside à leur apparition et savoir leur opposer une hygiène et un traitement rationnels. »

Un service médical important à l'hospice thermal d'Aix m'a permis d'observer et de suivre pendant longtemps un grand nombre de vrais rhumatisants, sans mélange de goutte, et de constater les effets immédiats et les effets consécutifs des cures thermales.

Je choisirai cette forme de l'arthritis pour en faire l'objet de ce premier mémoire, afin d'accuser nettement le type rhumatismal exempt de tout mélange, type déjà bien connu, et dont j'ai tracé le tableau dans d'autres études, mais qui est destiné ici à être mis en parallèle et à faire ressortir plus complètement l'arthritis goutteux, celui qui fixe le plus aujourd'hui l'attention des pathologistes.

Le mot arthritis, s'appliquant au tronc lui-même, rappelant ce que les deux embranchements ont de commun, je conserverai à ceux-ci, avec M. Pidoux, leur nom distinct qui rappelle ce qu'ils ont de particulier.

Après avoir tracé le tableau de l'arthritis rhumatismal, j'examinerai donc l'arthritis goutteux : le premier s'observe spécialement à l'hospice d'Aix, où il est classique. C'est là que je suis allé le chercher. L'arthritis goutteux est le lot des malades de la ville, et c'est dans la clientèle de la ville que je prendrai mes observations.

L'arthritis goutteux s'observe aujourd'hui très fréquemment aux eaux d'Aix, plus fréquemment qu'on ne le pense généralement, parce que les nombreux perfectionnements qui ont été a pportés depuis vingt ans dans l'établissement thermal de cette station ont permis l'introduction et l'application de nouvelles méthodes de thérapeutique thermale, qui conviennent essentiellement aux maladies goutteuses qui, jusque là, n'avaient figuré que faiblement dans les statisques des thermes d'Aix, en Savoie. Je chercherai dans cette étude clinique, où j'exposerai toutes les variétés de l'arthritis, toute la gamme de cette grande diathèse, dont les notes sont nombreuses, à déterminer autant que possible les conditions qui entretiennent la bifurcation de l'arthritis en deux branches.

Mon collègue et ami, M. Caulet, de St-Sauveur, ne reconnait comme goutteux que celui qui a eu une crise de goutte et qui porte des tophus aux pieds, aux mains, aux oreilles. Je ne suis pas aussi absolu. La goutte se révèle par les hérédités, les maladies antérieures, la constitution du malade, son hygiène, l'examen des secrétions urinaires, l'état du pouls, etc. Je m'aiderai de l'action des eaux minérales d'Aix, pour faciliter le diagnostic dans les cas douteux.

En effet, les eaux sulfureuses révèlent la nature des maladies, elles sont une pierre de touche, comme le dit M. Grimaud, de Barréges, qui rétrécit le cercle d'action des eaux, en ne l'appliquant qu'au diagnostic de l'arthrite rhumatismale ou goutteuse.

C'est dans la série innombrable des maladies intermédiaires que les eaux doivent servir à nous éclairer sur la nature intime des maladies constitutionnelles. On sait depuis longtemps, à Aix, comme à Barréges, que l'arthritis goutteux ne supporte pas l'action des eaux comme l'arthritis rhumatismal.

Sous l'influence des eaux d'Aix, dans l'arthritis rhumatismal, le réveil de la douleur articulaire, du trouble fonctionnel cardiaque, est modéré, il ne préoccupe ni le médecin, ni le malade; dans l'arthritis goutteux, dans la sciatique, la gastralgie goutteuse, etc., le réveil de la douleur est toujours vif, souvent violent et il doit être surveillé.

Les sudations abondantes conviennent éminemment à l'arthritis rhumatismal ; elles semblent presque toujours nuisibles
à l'arthritis goutteux, qui a besoin d'autres émonctoires,
d'autres voies d'élimination de son acide urique. Les eaux
d'Aix nous serviront de pierre de touche, elles nous aideront souvent à poser un diagnostic douteux et à instituer
une thérapeutique rationnelle ; elles constitueront, en même
temps un moyen de traitement, qui, sans être aussi curatif
dans l'arthritis goutteux que dans l'arthritis rhumatismal,
sera encore d'une grande efficacité.

J'arrive au traitement du rhumatisme par les eaux d'Aix :

J'ai déjà fait ressortir dans un rapport couronné par l'Académie de médecine de Paris (1877), l'utilité des températures
moyennes et l'inconvénient des sudations abondantes dans le
traitement d'un grand nombre des malades qui fréquentent les
thermes d'Aix. Les résultats qui m'ont été fournis par l'observation thermométrique et par l'examen attentif du pouls chez
les malades, m'ont en effet démontré que, non seulement
pendant la cure thermale, mais surtout après une cure thermale trop active, trop sudorifique, il se produit chez les
arthritiques goutteux une excitation thermale, qui se traduit
par l'abaissement de la caloricité animale et par une grande
accélération dans le pouls. Si on ne ralentit pas l'activité de la
cure, cet état d'excitation peut arriver au point d'amener une
véritable fièvre thermale caractérisée par la dépression des
forces jointe à une grande agitation, avec insomnie, soif vive,
inappétence, céphalée, constipation, et surtout diminution sensible de la diurèse ; enfin, par une périodicité régulière, qui
réclame l'usage des anti-périodiques et des toniques.

Il n'en sera jamais ainsi chez les malades de l'hospice où j'ai
pris les observations suivantes :

Les eaux d'Aix ont une action spéciale dans cette forme
de l'arthritis, qu'elles guérissent radicalement et dans
lequel elles peuvent être administrées à l'état sub-aigu.

c'est-à-dire avec le pouls à 120 pulsations, des douleurs encore vives, des gonflements articulaires avec rougeur et chaleur, l'état saburral et la fièvre. Comme je l'ai publié en 1851, dans mon *Essai sur les eaux d'Aix*, etc., le traitement se composera alors d'étuves, à l'exclusion du bain ; on pourra aussi avoir recours à la douche révulsive, vers la fin de la cure.

On pourrait presque dire qu'il n'y a qu'une seule formule de traitement pour les arthritiques de l'hospice d'Aix. Ils sont presque tous dirigés vers les douches du centre, et de l'enfer vers les bouillons (étuves) pour y suivre leur traitement thermal. C'est là, dans ces cabinets, dont la température de la salle est généralement à 38 ou 40 degrés, et celle de l'eau de 43 à 45, qu'ils sont soumis à des transpirations profuses et répétées, pendant les 21 jours qu'ils passent à l'hospice, sans qu'il soit possible d'intervenir trop activement et de modifier cette formule de traitement, qui consiste à donner 5 douches chaudes et 2 bains par semaine, formule qui est aussi ancienne que l'établissement thermal lui-même et que les cabinets de douche créés pour cet usage, car les malades se refusent en quelque sorte à tout autre traitement, en sollicitant chaque jour leur passage aux douches chaudes, quand on les a fait débuter par les douches moyennes, comme une bonne pratique le commande. Ils le font avec une insistance, contre laquelle il est d'autant plus difficile de se défendre, que les effets de ces cures chaudes ne sont pas à redouter chez eux, comme chez les malades de la ville, dont il est fait mention plus haut.

Les malades de l'hospice éprouvent l'état saburral qui résulte des sueurs profuses, mais cet état n'est que temporaire. Il n'amène à sa suite aucun désordre réel des centres nerveux, ni de la circulation ; la diminution de la diurèse elle-même ne constitue pas un trouble réel, comme chez les goutteux, où cette voie d'élimination de l'acide urique est si capitale. La sécrétion urinaire se rétablit assez promptement, du reste.

J'attribue l'immunité dont jouissent les malades de l'hospice pendant ces sudations répétées, en quelque sorte coup sur coup, ainsi que les bons effets réellement curatifs qu'ils retirent de ces cures énergiques :

A la forme elle-même de l'arthritis, qu'on est appelé à y traiter et à une action spéciale des eaux d'Aix, dont cet arthritis franchement rhumatismal, sans le moindre substratum goutteux, il n'y a en effet à l'étiologie de ces maladies que le froid, l'humidité, le séjour dans des habitations basses et humides ; le travail corporel, souvent excessif, accompagné de sueurs suivies de refroidissements, dont toute la thérapeutique est le retour à la sudation ; on n'y trouve jamais cette alimentation trop succulente, trop animalisée, qui se remarque à l'étiologie de la plupart des malades de la ville ; les grandes préoccupations intellectuelles qu'on observe chez ceux qui sont livrées aux études sérieuses, à la vie sédentaire du cabinet, etc.

Il n'y a donc chez les malades de l'hospice ni prédominance d'une alimentation spéciale, c'est-à-dire d'une action sur la nutrition, comme chez les arthritiques goutteux ; ni prédominance d'une activité intellectuelle et affective, ni action sur l'innervation.

Le système nerveux, qui préside aux opérations chimiques de la vie et aux actes intellectuels, se trouve donc chez les malades de l'hospice dans les conditions les plus favorables pour subir l'épreuve des grandes sudations, des réactions très vives et répétées à la peau.

Le massage lui-même est infiniment mieux supporté par ceux qui font un usage constant de leur activité musculaire. Enfin, chez les malades de l'hospice, les manifestations arthritiques, articulaires, musculaires, fibreuses, sont très fréquentes et les manifestations arthritiques viscérales sont rares. Les viscères abdominaux si surchargés par le mouvement latéral de l'économie, auquel ils participent si activement, sa susceptibles chez les arthritiques goutteux, dont le sang est chargé d'urates, sont loin d'être aussi profondément troublés par l'action des eaux d'Aix chez les arthritiques rhumatisants ; les troubles fonctionnels digestifs et urinaires sont rares chez ces derniers, ils ne sont sujets qu'à des troubles cardiaques, qui cèdent promptement. Les grandes sécrétions doivent être équilibrées et l'harmonie doit être maintenue dans les fonctions de l'économie chez les arthritiques goutteux ; mais les rhumatisants n'ont qu'un seul émonctoire, qui est la peau.

OBSERVATIONS

1re Observation

RHUMATISME ARTICULAIRE ET FIBREUX, CHRONIQUE, GÉNÉRALISÉ

Louise Cai...., 35 ans, (Haute-Savoie), lymphatique, bonne constitution, journalière, mariée à 22 ans, pas d'hérédité, mère de 4 enfants, trois avortements ; malade depuis 10 ans à la suite de la deuxième couche. Elle a eu, le neuvième jour après sa couche, une métrorrhagie très abondante, qui a nécessité des ablutions froides, répétées et prolongées. Au bout de 15 jours, gonflement du petit doigt de la main gauche, toutes les articulations de la main sont bientôt prises, depuis le poignet, le coude, l'épaule, les genoux, les chevilles ; rien aux orteils, rien aux petites articulations des pieds. Six semaines de lit sont nécessaires. Au bout de trois mois, la métrorrhagie reparaît, les phénomènes articulaires, douloureux et inflammatoires, cessent. Il ne reste qu'un léger gonflement passager de quelques jointures.

Quatre mois, avant l'arrivée aux eaux, réapparition de la maladie. À l'arrivée de la malade à Aix, le 17 mai 1877, il y a :

1° Articulation tibio-tarsienne droite : gonflement de la gouttière malléolaire interne et de la gaine du tendon d'Achille ;

2° Articulation tibio-tarsienne gauche : douleur et gonflement léger ;

3° Gonflement considérable du poignet droit et de la tête des deuxième et troisième métacarpiens ; mouvements de flexion de la main, limités à un angle de 30 degrés ; flexion des doigts difficile, rien au coude, rien à l'épaule ;

4° Mêmes symptômes à la main gauche qu'à la main droite, rien au cœur, état anémique prononcé, fonctions digestives bonnes, sommeil bon.

TRAITEMENT. — En raison de la facilité avec laquelle les articulations se reprennent, deviennent douloureuses et passent à l'état sub-aigu, dans cette variété de rhumatisme consécutif aux couches, la malade est envoyée aux étuves et aux douches locales de vapeur, douches à 38 ou 40 degrés, provenant de la chaleur naturelle de l'eau sulfureuse ; pendant la première semaine elle prend 5 étuves et 3 douches de vapeur locales. La seconde semaine, l'étuve se termine par une douche générale chaude ; enfin, la troisième semaine, la malade alterne les étuves et les douches avec des bains de courte durée, en tout 3 bains seulement pendant toute la durée de la cure ; boisson : de l'eau sulfureuse, à la dose de 2 à 4 verres par jour. Les sudations sont abondantes, le réveil des douleurs est général et assez modéré pour ne pas nécessiter la moindre interruption dans la cure. L'appétit se conserve, la soif est vive, mais au bout de la troisième semaine, les gonflements articulaires ont sensiblement diminué et les douleurs sont moins vives. Les sudations abondantes se sont continuées sans être provoquées par aucun moyen, pendant plusieurs mois après la cure, aux heures de la douche. L'hiver qui a suivi les eaux a été bon ; la malade a encore ressenti quelques douleurs fugitives, sans gonflements articulaires.

Deuxième cure en 1878, aussi active que celle de 1877. Le réveil des douleurs est moins vif : quelques douches écossaises ont été administrées à la fin de cette cure pour diminuer les sueurs devenues trop profuses et tonifier la peau. L'hiver de 1878 à 1879, qui a été sévère, a été excellent pour la malade qui a repris ses fatigues professionnelles ordinaires, sans être arrêtée un seul jour.

Cette forme de rhumatisme articulaire, consécutif aux couches, est certainement une des plus graves. On l'a classée à côté de l'arthrite blennorrhagique, du rhumatisme de la ménopause, du rhumatisme des plâtres frais : on l'a appelé *laiteux*. Ces diverses étiologies produisent en effet des formes rhumatismales, qui s'écartent bientôt du rhumatisme articulaire simple et deviennent déformantes et noueuses, si on ne leur applique pas une thérapeutique appropriée. Ici, le rhumatisme est resté articulaire et fibreux, néanmoins il a été très généralisé et s'est porté jusque sur les petites articulations. L'action spéciale des eaux d'Aix, l'a enrayé dans sa tendance progressive. Nous retrouverons ce type de rhumatisme, consécutif aux couches, parmi les malades qui feront l'objet du second rapport sur l'arthritis. Mais il y aura, chez les malades de la ville, des hérédités goutteuses, un genre de vie différente, etc., la tolérance des eaux sera loin d'être la même. Le réveil des douleurs sera plus vif accompagné de fièvre et d'agitation nerveuse, de métastases viscérales. Le mode d'administration ou d'emploi des eaux ne devra pas être le même et les effets n'en seront ni aussi prompts, ni aussi complets.

IIᵉ Observation

RHUMATISME ARTICULAIRE ET FIBREUX GÉNÉRALISÉ

Marie Mich..., 57 ans, (Isère). Tempérament lymphatique sanguin, bonne constitution, ouvrière, ménopause à 45 ans. Rhumatisante à 33 ans, affectée de rhumatisme articulaire aigu, dont la durée a été de 4 mois, sans complications viscé-rales sensibles pour la malade ; les jointures sont restées tuméfiées et les mouvements impossibles, après cette première atteinte de rhumatisme. Trois saisons ont été faites aux eaux d'Aix. Après la première, la malade marche : les raideurs articulaires et musculaires disparaissent, les membres fléchis s'allongent. Il ne reste que de la raideur dans les épaules et les genoux, avec un peu de tuméfaction des épiphises. Une guérison relative s'opère et la malade reste plusieurs années sans revenir. Mais à la ménopause, les manifestations rhuma-tismales s'accusent : la malade revient aux eaux d'Aix en 1879. On trouve à la main droite un gonflement des deuxième et troisième articulations métacarpiennes, une déformation an-gulaire des phalanges unguéales de l'index et du medius, des déformations semblables à la main et des craquements de presque toutes les grandes articulations, avec douleur, raideur et gêne dans la marche.

Le *traitement* s'est composé de 15 grandes douches géné-rales, chaudes, avec massage dirigé spécialement sur le trajet des muscles avoisinant les jointures ; de 5 bains à la piscine, de la boisson de l'eau minérale sulfureuse, à la dose de 2 à 3 verres par jour, enfin, de douches de vapeur locales pour les mains.

Sudations abondantes, réveil modéré des douleurs. Trai-tement bien supporté, amélioration notable au départ.

Retour de la malade en 1878. Deuxième cure. — Les déformations articulaires disparaissent, les craquements diminuent. Les douleurs sont infiniment atténuées et les mouvements sont beaucoup plus faciles. On connaît tous les accidents qui accompagnent le rhumatisme de la ménopause. Les déformations articulaires et les désordres viscéraux, tous ces accidents ont été conjurés par la cure que cette malade a suivie pendant deux ans aux eaux d'Aix.

IIIᵉ Observation

RHUMATISME ARTICULAIRE CHRONIQUE

Marie Viv...., Lyon, 26 ans, ouvrière. Tempérament lymphatique sanguin, assez bonne constitution, mère de 3 enfants, 2 sont morts, pas d'hérédité. Fluxion de poitrine après la première couche et, un mois après, rhumatisme articulaire aigu. Diminution sensible de l'affection rhumatismale au bout de 15 jours et apparition d'une éruption, probablement eczémateuse de la tempe droite. A l'arrivée de la malade aux eaux d'Aix, six mois après l'apparition du rhumatisme, il y a tuméfaction sans déviation des deuxième et troisième métacarpiens des deux mains. Les phalanges sont gonflées sans grandes déformations; il y a de l'anémie, de la leucorrhée, une prostration générale.

TRAITEMENT. — Douches chaudes générales, avec massage ; 15 douches, 5 piscines, 15 douches locales de vapeur, pour les mains et boisson des eaux sulfureuses.

Sudations abondantes, léger réveil de douleurs, tolérance parfaite des eaux, guérison à la suite de la première cure. Retour en 1878, mais les manifestations rhumatismales sont nulles.

IV° Observation

RHUMATISME ARTICULAIRE ET FIBREUX, CHRONIQUE AVEC DÉFORMATIONS

Marie R..., 46 ans, (Haute-Savoie), journalière aux travaux des champs. Lymphatique, bonne constitution. Menstruation régulière, pas d'hérédité, habitation saine. La malade n'a jamais été alitée, elle est exposée à de fréquents refroidissements, à de brusques suppressions de transpiration. Il y a 4 ans et demi, les mains et les pieds se prirent d'abord. Aujourd'hui, les coudes, les genoux sont le siège de douleurs. A la main droite, on observe un gonflement des trois premières articulations métacarpo-phalangiennes et des phalanges adjacentes, ainsi que le long des tendons des extenseurs. A la main gauche, le gonflement est un peu moins accentué ; au pied droit il y a tuméfaction au niveau de la malléole externe, autour de la gaine du tendon d'Achille, les orteils sont indemnes. Rien à noter du côté des viscères, le cœur est normal, le pouls bat 92 pulsations, la respiration est normale, les voies digestives sont en bon état, la peau est sèche.

TRAITEMENT. — 15 douches chaudes avec étuve, 5 piscines, 3 à 4 verres d'eau sulfureuse en boisson.

Sudations abondantes, réveil de toutes les douleurs, qui diminuent sensiblement vers la fin de la cure. L'état général s'améliore, la peau se colore, la malade accuse un sentiment de chaleur et de bien-être, l'appétit est bon, le sommeil est régulier. Le pouls tombe à 72 pulsations. Amélioration sensible au départ.

Retour en 1879, guérison. L'état local s'améliore en même temps que l'état général; ce rhumatisme, qui s'annonçait avec le caractère grave du rhumatisme de la ménopause, est transformée en rhumatisme simple par les eaux d'Aix.

Retour de la malade en 1878. Deuxième cure. — Les déformations articulaires disparaissent, les craquements diminuent, les douleurs sont infiniment atténuées et les mouvements sont beaucoup plus faciles. On connaît tous les accidents qui accompagnent le rhumatisme de la ménopause. Les déformations articulaires et les désordres viscéraux, tous ces accidents ont été conjurés par la cure que cette malade a suivie pendant deux ans aux eaux d'Aix.

IIIᵉ Observation

RHUMATISME ARTICULAIRE CHRONIQUE

Marie Viv...., Lyon, 26 ans, ouvrière. Tempérament lymphatique sanguin, assez bonne constitution, mère de 3 enfants, 2 sont morts, pas d'hérédité. Fluxion de poitrine après la première couche et, un mois après, rhumatisme articulaire aigu. Diminution sensible de l'affection rhumatismale au bout de 15 jours et apparition d'une éruption, probablement eczémateuse de la tempe droite. A l'arrivée de la malade aux eaux d'Aix, six mois après l'apparition du rhumatisme, il y a tuméfaction sans déviation des deuxième et troisième métacarpiens des deux mains. Les phalanges sont gonflées sans grandes déformations; il y a de l'anémie, de la leucorrhée, une prostration générale.

TRAITEMENT. — Douches chaudes générales, avec massage ; 15 douches, 5 piscines, 15 douches locales de vapeur, pour les mains et boisson des eaux sulfureuses.

Sudations abondantes, léger réveil de douleurs, tolérance parfaite des eaux, guérison à la suite de la première cure. Retour en 1878, mais les manifestations rhumatismales sont nulles.

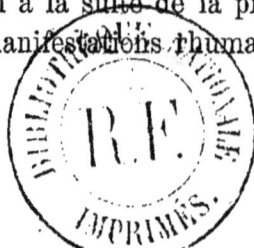

2

IVᵉ Observation

RHUMATISME ARTICULAIRE ET FIBREUX, CHRONIQUE AVEC DÉFORMATIONS

Marie R...., 46 ans, (Haute-Savoie), journalière aux travaux des champs. Lymphatique, bonne constitution. Menstruation régulière, pas d'hérédité, habitation saine. La malade n'a jamais été alitée, elle est exposée à de fréquents refroidissements, à de brusques suppressions de transpiration. Il y a 4 ans et demi, les mains et les pieds se prirent d'abord. Aujourd'hui, les coudes, les genoux sont le siège de douleurs. A la main droite, on observe un gonflement des trois premières articulations métacarpo-phalangiennes et des phalanges adjacentes, ainsi que le long des tendons des extenseurs. A la main gauche, le gonflement est un peu moins accentué ; au pied droit, il y a tuméfaction au niveau de la malléole externe, autour de la gaîne du tendon d'Achille, les orteils sont indemnes. Rien à noter du côté des viscères, le cœur est normal, le pouls bat 92 pulsations, la respiration est normale, les voies digestives sont en bon état, la peau est sèche.

TRAITEMENT. — 15 douches chaudes avec étuve, 5 piscines, 3 à 4 verres d'eau sulfureuse en boisson.

Sudations abondantes, réveil de toutes les douleurs, qui diminuent sensiblement vers la fin de la cure. L'état général s'améliore, la peau se colore, la malade accuse un sentiment de chaleur et de bien-être, l'appétit est bon, le sommeil est régulier. Le pouls tombe à 72 pulsations. Amélioration sensible au départ.

Retour en 1879, guérison. L'état local s'améliore en même temps que l'état général ; ce rhumatisme, qui s'annonçait avec le caractère grave du rhumatisme de la ménopause, est transformé en rhumatisme simple par les eaux d'Aix.

Nous observons aussi très fréquemment ce type, chez les malades de la ville, mais le plus souvent avec une hérédité goutteuse, de l'obésité, une irritabilité excessive, des bronchites fréquentes, du sable rouge dans les urines. Les eaux ne sont alors pas aussi facilement supportées, leur effet est loin d'être aussi prompt.

Ve Observation

RHUMATISME ARTICULAIRE ET FIBREUX, GÉNÉRALISÉ, DÉFORMANT

Françoise Dun..., (Savoie), 57 ans, lymphatique, ouvrière, hérédité rhumatismale. A l'âge de 7 ans, à la suite d'un incendie en plein hiver, elle a eu les jambes transies par le froid et, depuis cette époque, a conservé des douleurs articulaires aux pieds. A l'âge de 15 ans, à la puberté, les genoux se tuméfient et restent sensibles et douloureux, jusqu'à la formation complète et régulière, jusqu'à 17 ans. A 49 ans, les mains sont envahies par le processus pathologique, puis surviennent des points de côté, des palpitations. A cette époque, les orteils sont fortement relevés par des contractures et les jambes immobilisées dans la demi-flexion.

A la suite d'une première saison à l'hospice d'Aix, où je lui ai donné des soins, en 1871, les orteils reprennent rapidement leur mobilité; les jambes s'étendent et la marche devient possible. Pendant les années suivantes, l'amélioration se continue, les gonflements peri-articulaires diminuent. Restent les gonflements épiphysaires des têtes métacarpiennes et des premières phalanges, qui ramènent chaque année la malade aux eaux d'Aix.

En 1878, ce sont des troubles cardiaques et pulmonaires qui

attirent surtout l'attention. La pointe du cœur bat au niveau
du sixième espace intercostal, en dehors du mamelon ; pas de
bruits anormaux, quelques intermittences, de légères irrégu-
larités. La malade est sujette à des bronchites qui dégénèrent
promptement en bronchorrhées tenaces et même à des hémorrhagies abondantes, d'un sang noir, non spumeux. Les malléoles
sont souvent œdématiées, les pieds et les mains sont toujours
plus ou moins gonflés, sans douleur et sans gêne dans les
mouvements.

TRAITEMENT. — Douches moyennes pendant la première
semaine, étuve et douche du Centre au bout de 10 jours et jusqu'à la fin de la cure, inhalations tièdes, boisson des eaux minérales, massage sur le trajet des muscles et dans le voisinage
des articulations, pendant le temps des douches. Sudations
abondantes, traitement bien supporté. Les troubles cardiaques
s'apaisent, l'expectoration est un peu plus abondante dans les
premiers jours et diminue bientôt sensiblement.

La malade éprouve une amélioration sensible après cette
cure thermale active, qui s'est composée d'inhalations, d'étuves
et de douches chaudes et qui, loin de ramener les hémorrhagies, a eu pour effet de les dissiper.

Indépendamment donc de leur action favorable sur les désordres articulaires qui ont été enrayés dans leur marche progressive, les eaux d'Aix modifient sensiblement l'état des viscères, arrêtent les hémorrhagies viscérales dont la malade a
eu des manifestations si graves et, sous l'influence de ther-
malités élevées et des moyens qui semblent le moins indiqués
dans la thérapeutique ordinaire, elles régularisent et calment
les battements du cœur. Lorsqu'on trouvera à l'actif des arthritiques de la ménopause, des hérédités goutteuses franches, les
eaux n'enrayeront pas ainsi la maladie dans sa forme progressive et elles ne seront pas toujours supportées, surtout par
les malades de constitution sanguine et bilieuse.

VIᵉ Observation

RHUMATISME ARTICULAIRE ET FIBREUX, CHRONIQUE, DÉFORMANT

Marguerite Gen..., (Haute-Savoie), journalière aux travaux des champs, bonne constitution, pas d'hérédité, 34 ans. Cette femme, livrée à un travail pénible, habite une maison humide; elle est bien réglée. Il y a 11 ans, à la suite d'une troisième grossesse qui fut suivie d'anasarque généralisée, la malade dit avoir été enflée *à pleine peau (sic).* On dut lui faire de nombreuses mouchetures pour évacuer la sérosité. L'ana- sarque disparut au bout de 15 jours et ne se reproduisit plus. A l'anasarque succédèrent des douleurs dans les grandes arti- culations, sans attaque franche de rhumatisme articulaire aigu, puis les pieds et les mains se prirent.

A son arrivée aux eaux d'Aix, en 1878, il y a tuméfaction à la main gauche des trois premières phalanges de l'index et du médius, avec déformation anguleuse, poignets gonflés, mou- vements limités, craquements sensibles dans l'articulation radio-cubitale inférieure. A la main droite, la déformation est moins accentuée, le poignet est moins gros, moins ankylosé, mais il y a aussi des craquements très sensibles. Il y a des raideurs scapulo-humérales et des douleurs tibio-tarsiennes, les pieds tout tuméfiés, sans déformation des orteils. Dyspnée habituelle, bruit de souffle léger à la pointe du cœur, inter- mittence dans les battements.

Traitement. — Cinq douches par semaine avec étuve aux bouillons du Centre. Deux bains par semaine, 2 à 3 verres d'eau sulfureuse, inhalation tiède d'une heure chaque matin. Massage sur le trajet des muscles seulement, pendant la douche. Les articulations malades sont traitées au moyen de douches de vapeur locales, prolongées, sans massage.

Les sudations sont abondantes, le réveil des douleurs articulaires est général, il est assez vif vers le neuvième jour de la cure; au vingtième jour, il tend à s'apaiser. Le traitement est bien supporté, les troubles cardiaques tendent à disparaître complètement, le pouls est à 72° le jour du départ de la malade.

Deuxième cure en 1879. — La malade arrive sans tuméfaction des pieds et des mains; il y a encore des craquements, surtout aux genoux. L'index et le médius de la main gauche sont encore déformés, mais les douleurs sont moins vives, les battements du cœur sont réguliers, l'état général est bon.

La deuxième cure a été, comme la première, suivie de sudations. Les mouvements artificiels et le massage des jointures ont été prescrits pendant la douché, en raison de la chronicité elle-même des douleurs, dont le réveil a été moins vif que l'année précédente.

Les eaux ont sensiblement modifié la diathèse rhumatismale; elles ont enrayé le mouvement fluxionnaire et le travail pathologique qui se produisent sur les jointures; elles ont mis fin aux états fébriles et aux crises viscérales.

VII⁰ Observation

RHUMATISME ARTICULAIRE, DÉFORMANT, PROGRESSIF

Eugénie Lev..., (Savoie), 36 ans, ménagère, assez bonne constitution, mère de 4 enfants. Habitation humide, pauvre, a eu à l'âge de 30 ans, à la suite d'un refroidissement, une éruption généralisée, affectant surtout les membres supérieurs et inférieurs. Un rhumatisme articulaire généralisé succéda bientôt à l'éruption. Arrivée de la malade aux eaux d'Aix, pour la première fois, en 1874; elle voit céder l'affection articulaire et reparaître l'affection cutanée. En 1875, elle revient percluse de tous ses membres et part un peu améliorée. En 1876, l'amélioration générale se continue, mais les doigts se déforment. En 1877, déformation des doigts du métacarpe, craquements dans les grandes jointures. L'affection cutanée, qui avait reparu après la première cure, a disparu depuis complètement. La malade est décolorée, anémique, dyspeptique. La menstruation est faible et irrégulière, il y a de la leucorrhée, de la constipation, pas d'appétit, peu de sommeil.

TRAITEMENT. — Vapeur et douches au bouillon du Centre, par séries de deux, et un bain de piscine le troisième jour. Douches de vapeur locales, boisson des eaux d'Aix et de Challes.

Le traitement est bien supporté, il amène de l'amélioration à sa suite. Mais l'hiver ramène les accidents articulaires et réagit défavorablement sur la constitution générale. Les mauvaises conditions hygiéniques de la malade, habitation humide, mauvaise alimentation, privations de tout genre, ne sont pas de nature à favoriser l'effet d'une cure thermale, surtout chez une malade dont le traitement, après les eaux, réclame les climats chauds et les toniques sous toutes les formes.

VIIIe Observation

RHUMATISME ARTICULAIRE AVEC COMPLICATION CARDIAQUE

Louise Th., (Savoie), 30 ans, santé délicate, fille, journalière. Rhumatisme articulaire aigu à 27 ans, suivi de palpitations très fatigantes pour la malade. Les articulations ne présentent bientôt plus de gonflements. Elles sont pourtant sensibles aux variations atmosphériques. Un an après la première invasion du rhumatisme, les palpitations deviennent plus persistantes et plus fatigantes. L'état anémique augmente.

La malade est essoufflée ; au moindre effort la pointe du cœur bat dans le cinquième espace intercostal, un peu en dehors de la ligne mamelonnaire. Les battements sont tumultueux, irréguliers, simulant parfois le bruit de galop ; bruit de souffle très marqué, au premier temps avec propagation axillaire. Bronchites fréquentes.

TRAITEMENT. — Douches moyennes à 38 degrés Cent. avec massage, alternées avec un bain de piscine de 20 à 30 minutes le troisième jour. Sudation modérée, inhalation tiède, boisson de l'eau minérale, à la dose d'un à deux verres par jour. Le traitement est assez mal supporté pendant les huit premiers jours ; mais bientôt les mouvements du cœur s'apaisent et se régularisent. On donne plus d'activité à la cure qui est bien supportée. L'état général s'améliore sensiblement ; la malade part dans de meilleures conditions ; elle passe un bon hiver et revient, l'année suivante, pour combattre l'état rhumatismal articulaire, qui s'est réveillé plus franchement et plus régulièrement. On entend encore un léger bruit de souffle persistant au cœur, dont la malade ne se plaint plus, du reste.

Deuxième cure. — Etuves, douches chaudes, sudations abondantes ; guérison après la troisième cure thermale.

IXᵉ Observation

RHUMATISME ARTICULAIRE CHRONIQUE
AVEC COMPLICATION CARDIAQUE

Marie Bov..., Lyon, ouvrière en soie, 33 ans, lymphatique, malade depuis quatorze ans. Troisième saison aux eaux d'Aix. La première attaque ne paraît pas avoir laissé de traces à sa suite ; mais, après la deuxième et la troisième attaque qui se sont succédé annuellement, toutes les jointures sont restées prises et la malade est percluse de tout son corps.

A son arrivée, en 1878, état général médiocre, décoloration de la peau, palpitations s'accompagnant d'angoisses respiratoires très pénibles. Le cœur est hypertrophié ; impulsion très forte, mais régulière ; pas de frémissements à la main. Bruit de souffle très fort au deuxième temps, à la base, à son maximum d'intensité, dans le deuxième espace intercostal gauche. Le tracé sphygmographique est celui de Corrigan : ligne d'ascension presque verticale, ligne de descente avec un crochet manifeste. Il a été pris avec soin, par le Dr Monard, qui faisait les fonctions d'interne du service et qui a recueilli plusieurs observations.

RÉFLEXIONS

Les malades supportent parfaitement, comme on le voit, la cure thermale d'Aix, dont ils retirent les meilleurs effets, dans l'arthritis rhumatismal, avec complication cardiaque fonctionnelle, organique même. Ils la supportent d'autant mieux qu'ils sont plus rapprochés de l'état aigu de la maladie, ainsi que je l'ai publié, pour la première fois, en 1851, dans mon *Essai sur les eaux minérales d'Aix*, etc.

A cette époque, en effet, j'ai donné des soins à un malade, arrivé aux eaux d'Aix au quarantième jour de son attaque de rhumatisme articulaire aigu, et j'ai observé chez lui une tolérance exceptionnelle pour la médication thermale, en même temps qu'une très prompte amélioration et une guérison complète au bout de quelques semaines. Je me suis empressé de publier le fait important de l'action spéciale des eaux d'Aix dans le rhumatisme articulaire sub-aigu, qui n'avait encore été signalé par aucun de mes prédécesseurs dans cette station.

Je suis revenu, en 1864, dans une autre brochure, sur le fait de la tolérance exceptionnelle des eaux et sur leur action

spéciale dans le traitement du rhumatisme articulaire sub-
aigu. Mais je me fais un devoir d'appeler encore l'attention de
mes collègues sur un point trop peu connu de la thérapeutique
du rhumatisme, qui complète, du reste, mon étude de l'action
des eaux d'Aix sur l'arthritis rhumatismal, action que j'ai
toujours considérée comme spéciale. La formule thermale
employée est généralement ignorée, car ceux des médecins
hydrologistes qui ont élevé des doutes sur le succès de la
médication thermale d'Aix, que j'ai préconisée dans le rhumatisme articulaire sub-aigu, ont pensé que j'avais fait usage
du bain, comme *le moyen le plus doux*. Je tiens à dire tout
de suite, que le bain a été surtout soigneusement écarté dans
le traitement de mes malades.

Quand le malade arrive aux eaux d'Aix à l'état sub-aigu de
son rhumatisme, avec le pouls à 120 pulsations, la langue
saburrale, les urines rares, la peau recouverte d'une sueur
visqueuse, profuse, froide, que la moindre suppression de cette
transpiration est une cause de réveil vif de douleurs articulaires, un peu assoupies par la sueur, mais permanentes, que
les battements du cœur sont énergiques en même temps qu'ac-
célérés, il faut avoir recours au bain de vapeur, à l'étuve des
bouillons des divisions Centre et Enfer, de l'établissement
thermal; car ces étuves entretenues par la chaleur naturelle
d'une eau minérale à 43 ou 45 degrés Cent. ont pour effet de
modifier et de régulariser la crise de sueur, qui est le fait ca-
pital de l'attaque de rhumatisme articulaire, crise nuisible,
fatale, qui est un obstacle absolu à l'amélioration et à la guérison de l'arthritis.

Ces étuves sont facilement supportées, les malades peuvent
en prendre jusqu'à 18 dans une saison, presque sans interruption, ce qu'ils ne feraient pas dans le rhumatisme articulaire
chronique. Au bout de quelques jours, la sueur est moins
froide, moins visqueuse, moins abondante, la peau est moins
impressionnable au froid, plus agréable et plus douce au tou-

cher; les douleurs articulaires qui sont réveillées deviennent bientôt moins vives ; le sommeil reparaît, les digestions sont meilleures, la guérison ne tarde pas à se produire.

N'est-on pas autorisé à entreprendre cette médication et à la préconiser, en face des résultats remarquables qu'elle donne, en face de l'insuffisance des moyens usités dans la thérapeutique ordinaire, et de l'opinion de Cullen et de Graves sur les dangers des sueurs profuses dans le rhumatisme articulaire?

Cullen nous dit en effet : « Cette maladie (le rhumatisme articulaire) est surtout accompagnée d'une sueur, qui paraît de bonne heure ; mais il est rare qu'elle diminue les douleurs et qu'elle soit critique. » Graves dit aussi, dans sa *Clinique médicale* : « Vous avez pu voir, dans nos salles, des cas de rhumatisme articulaire, dans lesquels la douleur et la fièvre sont accompagnées, vers le début, de sueurs abondantes, et ces sueurs ne produisent aucun soulagement ; le pouls reste fréquent, la fièvre ne tombe pas, la sueur persiste avec violence ; or, c'est précisément dans ce cas que l'inflammation articulaire tend à produire dans les jointures des lésions permanentes... Rappelez-vous que cette forme de rhumatisme expose plus que toutes les autres aux arthrites incurables. Les traitements toniques les plus appropriés restent, en effet, inefficaces contre les sueurs profuses et passives qui se produisent à la fin des attaques de rhumatisme articulaire. »

« L'activité de la thérapeutique ordinaire, dit M. Besnier, dans son remarquable article du *Dictionnaire encyclopédique*, du rhumatisme, est encore moins manifeste dans le rhumatisme articulaire aigu et sub-aigu, que dans le rhumatisme chronique ; et, quand on verra combien est insuffisante l'action des moyens que nous possédons à l'égard du rhumatisme chronique, on comprendra que le rhumatisme est soumis, dans l'évolution propre à ses diverses formes, à des lois que ne peuvent enfreindre tous les efforts de la médecine... Faut-il voir dans le rhumatisme articulaire sub-aigu une espèce de rhumatisme aussi individualisé que le sont les formes du rhumatisme chronique? Certainement non. C'est une forme atténuée et modifiée plus ou moins, du rhumatisme articulaire vulgaire. La forme spéciale, revêtue dans le rhumatisme articulaire sub-aigu, semble dépendre tantôt de conditions propres à l'individu, tantôt, et le plus souvent, *de la nature de l'agent provocateur qui réside dans un état pathologique préexistant.* » En face de cette insuffisance de la thérapeutique ordinaire, si généralement reconnue, demandons à la thérapeutique thermale ce qu'elle peut nous fournir pour combattre ce levain de rhumatisme persistant, cet état constitutionnel diathésique, héréditaire, qui altère tout l'organisme, cet *agent provocateur* de M. Besnier.

Les observations que j'ai faites aux eaux d'Aix, depuis 1848 et 1850, m'autorisent à dire aujourd'hui avec plus d'autorité que jamais, que l'action des eaux d'Aix offre des avantages spéciaux et un mode d'emploi rationnel contre le rhumatisme articulaire à l'état sub-aigu. En effet, les eaux d'Aix s'adressent à la surface cutanée tout entière : elles s'y adressent généralement au moyen des étuves générales, qui modifient rapidement et complètement les sécrétions troublées et perverties de cet organe et élèvent sa caloricité. Voilà un moyen déjà puissant par lui-même, mais ne devons-nous pas tenir compte de l'inspiration du gaz sulfureux, au milieu duquel le malade se trouve pendant l'étuve? N'est-on pas autorisé à reconnaître quelque chose de spécial dans cette médication, qui a une action si remarquable sur le cœur, dont elle ralentit les battements en modérant leur énergie, sur le système nerveux général qu'elle calme aussi, en même temps qu'elle réveille les douleurs articulaires sur toutes les jointures précédemment affectées par le rhumatisme? Ce réveil de douleurs n'est-il pas lui-même intéressant à suivre? La durée de leur évolution est de 48 heures environ pour chaque articulation malade qui repasse à l'état sub-aigu ; mais elle s'opère sans qu'il soit nécessaire d'apporter la moindre interruption dans la cure, et elle s'opère toujours favorablement pour le malade, contrairement à ce qui se passe souvent dans l'arthritis goutteux. L'insuccès de cette médication thermale ne peut tenir qu'au mauvais emploi des eaux, à l'emploi du bain, qui doit, en quelque sorte, être banni de la cure thermale, de même qu'à l'emploi de la douche, dirigée directement et brutalement sur les jointures fluxionnées et endolories. Indépendamment donc de ce que la médication thermale, par les eaux d'Aix, a de rationnel, puisqu'elle modifie généralement les sécrétions cutanées troublées et perverties, elle me semble offrir aussi les avantages d'une médication spéciale.

Cette action des eaux sur la peau est-elle chimique ? est-elle due à la thermalité seule des eaux ? Des expériences comparatives permettront de donner une solution à cette seconde question. Des études chimiques faites sur les sueurs et sur les gaz contenus dans les étuves, seront aussi de nature à donner une solution à la question chimique.

Le plus grand obstacle à l'emploi de cette médication est dans l'éloignement du malade et dans la difficulté des déplacements à la période sub-aiguë du rhumatisme. Mais, que de désordres articulaires et viscéraux son emploi plus fréquent éviterait ! C'est à l'état sub-aigu qu'il faut traiter le rhumatisme articulaire rebelle ; il ne faut pas donner le temps de s'enraciner aux désordres graves articulaires et viscéraux qu'on rencontre souvent dans le rhumatisme chronique.

CONCLUSION

Les cures thermales chaudes sont appropriées au traitement de l'arthritis rhumatismal, tel qu'on l'observe à l'hospice thermal d'Aix. Le moment le plus opportun pour faire usage des

eaux d'Aix, dans l'arthritis rhumatismal, est donc l'état sub-
aigu de la maladie, avant que le rhumatisme articulaire,
abandonné aux médications ordinaires, ait eu le temps d'amener à sa suite des désordres articulaires irrémédiables, des
affections viscérales graves ; avant son passage à l'état noueux,
déformant, progressif, qui se produit si facilement chez les
scrofuleux, chez les herpétiques, chez les sujets débilités, au
moment de la ménopause, après les couches, etc.

Nous verrons dans une autre étude, qui sera prochainement
publiée, que les cures thermales chaudes, les sudations abondantes et passives, sont généralement nuisibles dans l'arthritis
goutteux, très fréquemment observé aux eaux d'Aix.

L'action de ces eaux éclairera le diagnostic si souvent douteux de l'arthritis et aidera à déterminer le degré de prédominance de l'élément rhumatismal ou goutteux.

FIN.

Bourg, imp. Authier et Barbier.

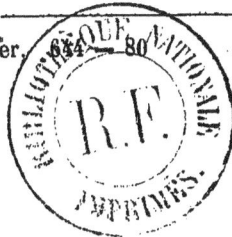

71

www.ingramcontent.com/pod-product-compliance
Lightning Source LLC
Chambersburg PA
CBHW071441200326
41520CB00014B/3780